现代著名老中医名著重刊丛书·第三辑

内经类证

秦伯未 著

U0880046

人民卫生出版社

图书在版编目（CIP）数据

内经类证/秦伯未著. —北京：
人民卫生出版社，2007.4
（现代著名老中医名著重刊丛书第三辑）
ISBN 978-7-117-08531-1

Ⅰ.内… Ⅱ.秦… Ⅲ.内经-研究 Ⅳ.R221

中国版本图书馆 CIP 数据核字（2007）第 024353 号

人卫智网	**www.ipmph.com**	**医学教育、学术、考试、健康，购书智慧智能综合服务平台**
人卫官网	**www.pmph.com**	**人卫官方资讯发布平台**

现代著名老中医名著重刊丛书

第三辑

内 经 类 证

著　　者：秦伯未
出版发行：人民卫生出版社（中继线 010-59780011）
地　　址：北京市朝阳区潘家园南里 19 号
邮　　编：100021
E - mail：pmph @ pmph.com
购书热线：010-59787592　010-59787584　010-65264830
印　　刷：三河市宏达印刷有限公司
经　　销：新华书店
开　　本：850×1168　1/32　**印张：**3.25
字　　数：64 千字
版　　次：2007 年 4 月第 1 版　2025 年 4 月第 1 版第 9 次印刷
标准书号：ISBN 978-7-117-08531-1
定　　价：8.00 元
打击盗版举报电话：010-59787491　E-mail：WQ @ pmph.com
质量问题联系电话：010-59787234　E-mail：zhiliang @ pmph.com

出版说明

自20世纪60年代开始，我社先后组织出版了一批著名老中医经验整理著作，包括医论医话等。半个世纪过去了，这批著作对我国近代中医学术的发展产生了积极的推动作用，整理出版著名老中医经验的重大意义正在日益彰显，这些著名老中医在我国近代中医发展史上占有重要地位。他们当中的代表如秦伯未、施今墨、蒲辅周等著名医家，既熟通旧学，又勤修新知；既提倡继承传统中医，又不排斥西医诊疗技术的应用，在中医学发展过程中起到了承前启后的作用。这批著作均成于他们的垂暮之年，有的甚至撰写于病榻之前，无论是亲自撰述，还是口传身授，或是其弟子整理，都集中反映了他们毕生所学和临床经验之精华，诸位名老中医不吝秘术、广求传播，所秉承的正是力求为民除瘼的一片赤诚之心。诸位先贤治学严谨，厚积薄发，所述医案，辨证明晰，治必效验，不仅具有很强的临床实用性，其中也不乏具有创造性的建树；医话著作则娓娓道来，深入浅出，是学习中医的难得佳作，为近世不可多得的传世之作。

由于原版书出版的时间已久，已很难见到，部分著作甚至已成为学习中医者的收藏珍品，为促进中医临床和中医学术水平的提高，我社决定将一批名医名著编为《现代著名老中医名著重刊丛书》分批出版，以飨读者。

第一辑收录 13 种名著：

《中医临证备要》 《施今墨临床经验集》
《蒲辅周医案》 《蒲辅周医疗经验》
《岳美中论医集》 《岳美中医案集》
《郭士魁临床经验选集——杂病证治》
《钱伯煊妇科医案》 《朱小南妇科经验选》
《赵心波儿科临床经验选编》《赵锡武医疗经验》
《朱仁康临床经验集——皮肤外科》
《张赞臣临床经验选编》

第二辑收录 14 种名著：

《中医入门》 《章太炎医论》
《冉雪峰医案》 《菊人医话》
《赵炳南临床经验集》 《刘奉五妇科经验》
《关幼波临床经验选》 《女科证治》
《从病例谈辨证论治》 《读古医书随笔》
《金寿山医论选集》 《刘寿山正骨经验》
《韦文贵眼科临床经验选》 《陆瘦燕针灸论著医案选》

第三辑收录 20 种名著：

《内经类证》 《金子久专辑》
《清代名医医案精华》 《陈良夫专辑》
《清代名医医话精华》 《杨志一医论医案集》
《中医对几种急性传染病的辨证论治》
《赵绍琴临证 400 法》 《潘澄濂医论集》
《叶熙春专辑》 《范文甫专辑》

《临诊一得录》 《妇科知要》
《中医儿科临床浅解》 《伤寒挈要》
《金匮要略简释》 《金匮要略浅述》
《温病纵横》 《临证会要》
《针灸临床经验辑要》

这批名著原于20世纪60年代前后至80年代初在我社出版，自发行以来一直受到读者的广泛欢迎，其中多数品种的发行量都达到了数十万册，在中医界产生了很大的影响，对提高中医临床水平和中医事业的发展起到了极大的推动作用。

为使读者能够原汁原味地阅读名老中医原著，我们在重刊时采取尽可能保持原书原貌的原则，主要修改了原著中疏漏的少量印制错误，规范了文字用法和体例层次，在版式上则按照现在读者的阅读习惯予以编排。此外，为不影响原书内容的准确性，避免因换算造成的人为错误，部分旧制的药名、病名、医学术语、计量单位、现已淘汰的检测项目与方法等均未改动，保留了原貌。对于犀角、虎骨等现已禁止使用的药品，本次重刊也未予改动，希冀读者在临证时使用相应的代用品。

人民卫生出版社

2006年11月

谭序

《内经》一书，为中国医籍之最古者。言其质，则兼科学、哲学而有之；言其量，则兼生理、病理、诊断、治疗、方剂而有之。乃三千年来晦盲否塞，其有尊之者，亦愈解释愈支离，甚至满纸阴阳甲子，使人迷惘，而中医之学，逐日为世人诟病，果谁使然邪？不谓今岁游海上，晤同学秦君伯未，出《内经类证》示余。独能于古代医经，直探其本，以科学方法，作系统著述，为之爬梳整理，辟一光明途径，使医者读之，即获实益，资应用。不禁叹其用心之苦，而穷研之深焉。秦君于内、外、妇、幼各科靡勿精，而独肆力于《内经》，尝著读《内经记》三卷行世，析文字、训诂、句逗三纲，为之校雠考订，心细于发，眼高于巅，为古来注释家所未梦见，亦非近时著作家所能企及，久为学者所宗。自此书出，学者又得一参考之资，倘三千年来晦盲否塞之《内经》，将由秦君而复闻于世，则秦君之功伟矣哉。余不知医，然窃念凡百学术，能流传数千载而不绝者，必有其不可磨灭处，是在有心人不惮烦劳而研究之，固不独医学为然。吾国古书之有价值者，奚止千百，乃习其艺者，徒慕西方文明，趋之若鹜，而未闻有于本国固有文化，加以整理者。序秦君书，余欲无言。

民国十四年岁次乙丑五月

同学弟谭泽民敬序

自序

《内经类证》之作，昉于民十二，成于民十四，修正于民十五，镂版于民十六，被爇于民十七，今盖烬余之文也。中医学说，建筑于实验，故余之治医，以实验为主。《伤寒论》有是症，有是方，实验之书也；《内经》有是病，有是症，亦实验之书也。余初治《内经》，继治《伤寒论》，觉其叙列，多本《内经》，则复肆力于《内经》，盖为实验之书之祖也。居尝择其关于病症者，又摘录专册，为之类别，得五十病，三百五十七证，一千二百六十八条，名之曰《内经类证》，以便稽考。更于篇末附以后世学说，及一得之见，藉资汇通书成，会承乏《内经》教授于各医校，学者苦无适当之参考书，乃付著易堂印行，俾供观摩。不意削青甫半，遽遭火灾，稿尽毁佚，所存者仅箧中《内经》白文初稿而已。虖乎！余欲导学者以勤研古训，归于真朴，而横遇奇厄，殆亦数欤。而同道闻余有是书之刻，竞相访问，不获已，即就初稿略加校订，重付手民。至原文之谬误，已详拙著《读内经记》，兹从阙，其篇末附论，则请俟诸异日。又当时承刘一鸣、汪隐峰诸君题序，兹仅存谭君一文云：民国十八年四月六日。镫下记此，以志始末，发数茎白矣。

上海秦伯未。

目录

内经类证

上海秦之济伯未著述

伤寒病证类第一

通论（3条）

1. 今夫热病者，皆伤寒之类也，或愈或死，其死皆以六七日之间，其愈皆以十日以上。

2. 人之伤于寒也，则为病热，热虽甚不死。

3. 人迎盛紧者，伤于寒。

太阳证（3条）

1. 巨阳者，诸阳之属也，其脉连于风府，为诸阳主气也。

2. 伤寒一日，巨阳受之，故头项痛，腰脊强。

3. 七日，巨阳病衰，头痛少愈。

阳明证（2条）

1. 伤寒二日，阳明受之。阳明主肉，其脉挟鼻，络于目，故身热，目疼，鼻干，不得卧也。

2. 八日，阳明病衰，身热少愈。

少阳证（2条）

1. 伤寒三日，少阳受之。少阳主胆，其脉循胁，络于耳，故胸胁痛而耳聋。

2. 九日，少阳病衰，耳聋微闻。

太阴证（2 条）

1. 伤寒四日，太阴受之。太阴脉布胃中，络于嗌，故腹满而嗌干。

2. 十日，太阴病衰，腹减如故，则思饮食。

少阴证（2 条）

1. 伤寒五日，少阴受之。少阴脉贯肾，络于肺，系舌本，故口燥，舌干而渴。

2. 十一日，少阴病衰，渴止，不满，舌干已而嚏。

厥阴证（2 条）

1. 伤寒六日，厥阴受之。厥阴脉循阴器而络于肝，故烦满而囊缩。

2. 十二日，厥阴病衰，囊纵，少腹微下。

逆证（2 条）

1. 两感于寒而病者，必不免于死矣。

2. 两感于寒者，一日则巨阳与少阴俱病，则头痛，口干而烦满；二日则阳明与太阴俱病，则腹满，身热，不欲食，谵语；三日则少阳与厥阴俱病，则耳聋，囊缩而厥，水浆不入，不知人，六日死。

温暑病证类第二

通论（4 条）

1. 凡病伤寒而成温者，先夏至日者为病温，后夏至日者为病暑，暑当与汗出勿止。

2. 冬伤于寒，春必病温。

3. 夫精者，身之本也，故藏于精者，春不病温。

4. 阳明司天，终之气，其病温。

温病证（2 条）

1. 人一呼脉三动，一吸脉三动而躁，尺热，曰病温。

2. 尺肤热甚，脉盛躁者，病温也，其脉盛而滑者，病且出也。

暑病证（2 条）

1. 脉虚，身热，得之伤暑。

2. 因于暑，烦则喘喝，静则多言。

逆证（2 条）

1. 病温，虚甚死。

2. 有病温者，汗出，辄复热，而脉躁疾，不为汗衰，狂言，不能食，病名阴阳交，交者死也。人之所以汗出者，皆生于谷，谷生于精。今邪气交争于骨肉而得汗者，是邪却而精胜也，精胜则当能食而不复热。复热者，邪气也；汗者，精气也。今汗出而辄复热，是邪气也；不能食者，精无俾也；病而留者，其寿可立而倾也。且夫《热论》曰：出汗而脉尚躁盛者死。今脉不与汗相应，此不胜其病也，其死明矣。狂言者是失志，失志者死。今见三死，不见一生，虽愈必死也。

热病病证类第三

通论（5 条）

1. 冬伤于寒，春生瘅热。

2. 脉粗大者，阴不足，阳有余，为热中也。

3. 脉尺粗，常热者，谓之热中。

4. 脉缓而滑，曰热中。

5. 血并于阳，气并于阴，乃为热中。

肝热证（3条）

1. 肝热病者，小便先黄，腹痛，多卧，身热，热争则狂言及惊；胁满痛，手足躁，不得安卧，庚辛甚，甲乙大汗，气逆则庚辛死。刺足厥阴、少阳，其逆则头痛员员，脉引冲头也。

2. 肝热病者，左颊先赤。

3. 肝热者，色苍而爪枯。

心热证（3条）

1. 心热病者，先不乐，数日乃热，热争则卒心痛，烦闷，善呕，头痛，面赤，无汗，壬癸甚，丙丁大汗，气逆则壬癸死。刺手少阴、太阳。

2. 心热病者，颜先赤。

3. 心热者，色赤而络脉溢。

脾热证（3条）

1. 脾热病者，先头重，颊痛，烦心，颜青，欲呕，身热，热争则腰痛，不可用俯仰，腹满泄，两颌痛，甲乙甚，戊己大汗，气逆则甲乙死。刺足太阴、阳明。

2. 脾热病者，鼻先赤。

3. 脾热者，色黄而肉蠕动。

肺热证（3条）

1. 肺热病者，先淅然，厥起毫毛，恶风寒，舌上黄，身热，热争则喘咳，痛走胸膺背，不得太息，头痛不堪，汗出而寒，丙丁甚，庚辛大汗，气逆则丙丁死。刺手太阴、阳明，出血如大豆立已。

2. 肺热病者，右颊先赤。

3. 肺热者，色白而毛败。

肾热证（3条）

1. 肾热病者，先腰痛，胻酸，苦渴，数饮，身热，热争则项痛而强，胻寒且酸，足下热，不欲言，其逆则头痛员员澹澹然，戊己甚，壬癸大汗，气逆则戊己死。刺足少阴、太阳。

2. 肾热病者，颐先赤。

3. 肾热者，色黑而齿槁。

逆证（16条）

1. 热病，不知所痛，耳聋，不能自收，口干，阳热甚，阴颇有寒者，热在骨髓，死不可治。

2. 热病，已得汗而脉尚躁盛，此阴脉之极也。死。

3. 热病者，脉尚躁而不得汗者，此阳脉之极也。死。

4. 热病，汗不出，大颧发赤，哕者死。

5. 热病，泄而腹满甚者死。

6. 热病，目不明，热不已者死。

7. 热病，老人、婴儿，热而腹满者死。

8. 热病，汗不出，呕下血者死。

9. 热病，舌本烂，热不已者死。

10. 热病，咳而衄，汗不出，出不至足者死。

11. 热病，髓热者死。

12. 热病，热而痉者死。

13. 热病，七日八日，脉微小，病者溲血，口中干，一日半而死，脉代者，一日死。

14. 热病，已得汗而脉尚躁，喘且复热，喘甚者死。

15. 热病，七日八日，脉不躁，躁不散数，后三日中有汗，三日不汗，四日死。

16. 乳子而病热，脉悬小者，手足温则生，寒则死。

中风病证类第四

通论（6条）

1. 风者，百病之长也，至其变化，乃为他病也。无常方，然致有风气也。

2. 贼风邪气之中人也，不得以时，然必因其开也。其入深，其内极，其病人卒暴，因其闭也，其入浅以留，其病徐以迟。

3. 风从外入，令人振寒，汗出头痛，身重恶寒。

4. 脉滑曰病风。

5. 邪风之至，疾如风雨，故善治者治皮毛，其次治肌肤，其次治筋脉，其次治六腑，其次治五脏，治五脏者，半死半生也。

6. 风中五脏六腑之俞，为脏腑之风，各入门户所中，则为偏风。

肝风证（2条）

1. 以春甲乙，伤于风者，为肝风。

2. 肝风之状，多汗，恶风，善悲，色微苍，嗌干，善怒，时憎女子。诊在目下，其色青。

心风证（2条）

1. 以夏丙丁，伤于风者，为心风。

2. 心风之状，多汗，恶风，焦躁，善怒吓，赤色，病甚则言不可快。诊在口，其色赤。

脾风证（3条）

1. 以季夏戊巳，伤于风者，为脾风。

2. 脾风之状，多汗，恶风，身体怠惰，四肢不欲动，色薄微黄，不嗜食。诊在鼻上，其色黄。

3. 肝传之脾，名曰脾风，发瘅腹中热，烦心出黄。

肺风证（2条）

1. 以秋庚辛，中于邪者，为肺风。

2. 肺风之状，多汗，恶风，色皏然白，时咳，短气，昼日则差，暮则甚。诊在眉上，其色白。

肾风证（3条）

1. 以冬壬癸，中于邪者，为肾风。

2. 肾风之状，多汗恶风，面痝然浮肿，脊痛不能正立，其色炱，隐曲不利。诊在肌上，其色黑。

3. 有病庬然如有水状，切其脉大紧，身无痛者，形不瘦，不能食，食少，病生在肾，名曰肾风。

胃风证（1条）

1. 胃风之状，颈多汗，恶风，食饮不下，膈塞不通，腹善满，失衣则䐜胀，食寒则泄。诊形瘦而腹大。

漏风证（3条）

1. 饮酒中风，则为漏风。

2. 漏风之状，或多汗，常不可单衣，食则汗出，甚则身热，喘息，恶风，衣常濡，口干，善渴，不能劳事。

3. 有病身热，解堕，汗出如浴，恶风，少气，病名曰酒风，以泽泻、术各十分，麋衔五分，合以三指撮，为后饭。

内风证（1条）

1. 入房汗出中风，则为内风。

泄风证（2条）

1. 外在腠肌，则为泄风。

2. 泄风之状，多汗，汗出泄衣上，口中干，上渍其风，不能劳事，体尽痛则寒。

劳风证（2条）

1. 劳风，法在肺下，其为病也，使人强上冥视，唾出若涕，恶风而振寒。

2. 劳风之病，以救俯仰，巨阳引精者三日，中年者五日，不精者七日，咳出青黄涕，其状如脓，大如弹丸，从口中若鼻中出。

疠风证（3条）

1. 风寒客于脉而不去，名曰疠风。疠风者荣卫热胕，其气不清，故使鼻柱坏而色败，皮肤疡溃。

2. 风气与太阳俱入，行诸脉俞，散诸分肉之间，与卫气相干，其道不利，故使肌肉膹䐜而有疡，卫气有所凝而不行，故其肉有不仁也。

3. 病大风骨节重，须眉堕，名曰大风。

首风证（2条）

1. 新沐中风，则为首风。

2. 首风之状，头面多汗恶风，当先风一日则病甚，头痛不可以出内，至其风日，则病少愈。

痱风证（1条）

1. 痱之为病也，身无痛，四肢不收，智乱不甚，其言微，知可治。甚则不能言，不可治也。

逆证（1条）

1. 肾风而不能食，善惊，惊已心气痿者死。

寒热病证类第五

通论（8条）

1. 因于露风，乃生寒热。

2. 三阳为病，发寒热。

3. 风成为寒热。

4. 脾脉小甚，为寒热。

5. 寸口脉沉而弱，曰寒热，沉而喘曰寒热。

6. 皮寒热者，不可附席，毛发焦，鼻槁腊，不得汗；肌寒热者，肌痛毛发焦而唇槁腊，不得汗；骨寒热者，病无所安，汗注不休。齿未槁，尚可治，齿已槁，死不治。

7. 小骨弱肉者，善病寒热，颧骨者骨之本也。颧大则骨大，颧小则骨小，皮肤薄而其肉无䐃，其臂懦懦然，其地色殆然，不与其天同色，汙然独异，此其候也。然后臂薄者，其髓不满，故善病寒热也。

8. 风寒藏于皮肤之间，内不得通，外不得泄。风者善行而数变，腠理开则洒然寒，闭则热而闷，其寒也则衰食饮，其热也则消肌肉，故使人佚栗而不能食，名曰寒热。

实证（2条）

1. 人身非常温也，非常热也，为之热而烦满者，阴气少而阳气胜，故热而烦满也。人身非衣寒也，中非有寒气也，寒从中生者，是人多痹气也。阳气少，阴气多，故身寒如从水中出。

2. 阳盛生外热者，上焦不通利则皮肤致密，腠理闭塞，玄府不通，卫气不得泄越，故外热；阴盛生内寒者，厥气上逆，寒气积于胸中而不泻，不泻则温气去，寒独留，则血凝泣，凝则脉不通，其脉盛大以泣，故中寒。

虚证（1条）

1. 阳虚则外寒者，阳受气于上焦，以温皮肤分肉之间。今寒气在外，则上焦不通，上焦不通则寒气独留于外，故寒栗；阴虚生内热者，有所劳倦，形气衰少，谷气不盛，上焦不行，下脘不通，胃气热，热气熏胸中，故内热。

肺寒热证（2条）

1. 肺脉微急，为肺寒热，怠惰咳吐血，引腰背胸，若鼻息肉不通。

2. 邪在肺则病皮肤痛，寒热上气喘，汗出，咳动肩背。

逆证（2条）

1. 寒热夺形，脉坚搏，是谓逆也。

2. 肾因传之心，心即复反传而行之肺，发寒热，病当三岁死。

痎疟病证类第六

通论（14 条）

1. 夏伤于暑，秋为痎疟。

2. 夏伤于大暑，其汗大出，腠理开发，因遇夏气凄沧之水寒，藏于腠理皮肤之中，秋伤于风，则病成矣。

3. 夫风之与疟，相似同类，而风独常在。疟得有时而休者，风气留其处，故常在。疟气随经络沉以内薄，故卫气应乃作。

4. 疟之始发也，先起于毫毛，伸欠乃作，寒栗鼓颔，腰脊俱痛，寒去则内外皆热，头痛似破，渴欲冷饮，阴阳上下交争，虚实更作，阴阳相移也。阳并于阴，则阴实而阳虚，阳明虚则寒栗鼓颔也；巨阳虚则腰背头项痛；三阳俱虚则阴气胜，阴气胜则骨寒而痛，寒生于内，故中外皆寒。阳盛则外热，阴虚则内热，内外皆热，则喘而渴，故欲冷饮也。

5. 夫疟之始发也，阳气并于阴，当是之时，阳虚而阴盛，外无气，故先寒栗也；阴气逆极，则复出之阳，阳与阴复并于外，则阴虚而阳实，故先热而渴。

6. 夫疟气者，并于阳则阳胜，并于阴则阴胜，阴胜则寒，阳胜则热。疟者风寒之气不常也，病极则复至。

7. 以秋病者寒甚，以冬病者寒不甚，以春病者恶风，以夏病者多汗。

8. 疟者，阴阳更胜也，或甚或不甚，故或渴或不渴。

9. 疟气者，必更盛更虚，当气之所在也。病在阳则热而脉躁，在阴则寒而脉静，极则阴阳俱衰，卫气相离，故病乃休，卫气集则复病也。

10. 夏日伤暑，秋病疟。疟之发以时者，邪客于风府，病循膂而下，卫气一日一夜常大会于风府，其明日日下一节，故其日作晏，此其先客于脊背也。故每至于风府则腠理开，腠理开则邪气入，邪气入则病作，此所以日作而晏也。卫气之行风府，日下一节，二十一日下至尾骶，二十二日入脊内注于伏冲之脉，其行九日，出于缺盆之中，其气上行，故其病稍益。至其内搏于五脏，横连募原，其道远，其气深，其行迟，不能日作，故次日乃蓄积而作焉。

11. 疟之且发也，阴阳之且移也，必从四末始也。阳已伤，阴从之，故先其时坚束其处，令邪气不得入，阴气不得出，审候见之，在孙络盛坚而血者皆取之，此真往而未得并者也。

12. 夫经言：有余者泻之，不足者补之。今热为有余，寒为不足，夫疟之寒，汤火不能温也，及其热，冰水不能寒也，此皆有余不足之类。当此之时，良工不能止，必须其自衰，乃刺之。经言：无刺熇熇之热，无刺浑浑之脉，无刺漉漉之汗，故为其病逆，未可治也。

13. 病之发也，如火之热，如风雨不可当也。故经言曰：方其病时必毁，因其衰也，事必大昌，此之谓也。

14. 夫疟之未发也，阴未并阳，阳未并阴，因而调之，真气得安，邪气乃亡，故工不能治其已发，为其气逆也。

单日疟证 (2条)

1. 夏伤于暑，热气盛藏于皮肤之内，肠胃之外，此荣气之所舍也。令人汗空疎，腠理开，因得秋气，汗出遇风，及得之以浴，水气舍于皮肤之内，与卫气并居。卫气者昼日行于阳，夜行于阴，此气得阳而外出，得阴而内薄，内外相搏，是以日作。

2. 疟渴而日作，取手阳明。

间日疟证 (3条)

1. 间日发者，由邪气内薄于五脏，横连募原也。其道远，其气深，其行迟，不能与卫气俱行，不得皆出，故间日乃作也。

2. 间日而作者，其气之舍深，内薄于阴，阳气独发，阴邪内着，阴与阳争不得出，是以间日乃作也。

3. 疟不渴，间日而作，刺足太阳，渴而间日作，刺足少阳。

三日疟证 (1条)

1. 时有间二日或数日发者，邪气与卫气客于六腑，而有时相失，不能相得，故休数日乃作也。

风疟证 (2条)

1. 魄汗未尽，形弱而气烁，穴俞以闭，发为风疟。

2. 风疟，疟发则汗出恶风，刺三阳经背俞之血者。

寒疟证（1条）

1. 夫寒者阴气也，风者阳气也。疟先寒而后热者，先伤于寒，而后伤于风，故先寒而后热也。病以时作，名曰寒疟。

温疟证（2条）

1. 先伤于风，而后伤于寒，故先热而后寒，亦以时作，名曰温疟。

2. 温疟得之冬伤于风，风寒藏于骨髓之中，至春则阳气大发，邪气不能自出，因遇大暑，脑髓烁，肌肉消，腠理发泄，或有所用力，邪气与汗皆出。此病藏于肾，其气先从内出之于外也，如是者，阴虚而阳盛，阳盛则热矣。衰则气复反入，入则阳虚，阳虚则寒矣。故先热而后寒，名曰温疟。

瘅疟证（2条）

1. 但热而不寒者，阴气先绝，阳气独发，则少气烦冤，手足热而欲呕，名曰瘅疟。

2. 瘅疟者，肺素有热，气盛于身，厥逆上冲，中气实而不外泄，因有所用力，腠理开，风寒舍于皮肤之内、分肉之间而发，发则阳气盛，阳气盛而不衰则病矣。其气不及于阴，故但热而不寒，气内藏于心，而外舍于分肉之间，令人消烁肌肉，故名曰瘅疟。

肺疟证（2条）

1. 岁火太过，炎暑流行，金肺受邪，民病疟。

2. 肺疟者，令人心寒，寒甚热，热间善惊，如有所见者，刺手太阴、阳明。

心疟证（1条）

1. 心疟者，令人烦心，甚欲得清水，及寒多不甚热，刺手少阴。

肝疟证（2条）

1. 肝疟者，令人色苍苍然，太息，其状若死者，刺足厥阴见血。

2. 足厥阴之疟，令人腰痛，少腹满，小便不利，如癃状，非癃也。数便，意恐惧，气不足，腹中悒悒，刺足厥阴。

脾疟证（2条）

1. 脾疟者，令人寒，腹中痛，热则肠中鸣，鸣已汗出，刺足太阴。

2. 足太阴之疟，令人不乐，好太息，不嗜食，多寒热，汗出病至则善呕，呕已乃衰，即取之。

肾疟证（2条）

1. 肾疟者，令人洒洒然寒，腰脊痛宛转，大便难，目眴眴然，手足寒，刺足太阳、少阴。

2. 足少阴之疟，令人呕吐甚，多寒热，热多寒少，欲闭户牖而处，其病难已。

胃疟证（2条）

1. 胃疟者，令人且病也，善饥而不能食，食而支满腹大，刺足阳明、太阴，横脉出血。

2. 足阳明之疟，令人先寒洒淅，洒淅寒甚，久乃热，热去汗出，喜见日月光、火气乃快然，刺足阳明跗上。

胆疟证（1条）

1. 足少阳之疟，令人身体解㑊，寒不甚，热不甚，恶见人，见人心惕惕然，热多汗出甚，刺足少阳。

膀胱疟证（1条）

1. 足太阳之疟，令人腰痛头重，寒从背起，先寒后热，熇熇暍暍然，热止汗出，难已，刺郄中出血。

霍乱病证类第七

通论（1条）

1. 清气在阴，浊气在阳，荣气顺行，卫气逆行，清浊相干，乱于肠胃，则为霍乱。

寒霍乱证（4条）

1. 岁土不及，民病飧泄霍乱。

2. 足太阴厥气上逆，则霍乱。

3. 太阴所至，为中满霍乱吐下。

4. 土郁之发，民病呕吐霍乱。

热霍乱证（1条）

1. 不远热则热至，则身热吐下，霍乱。

厥逆病证类第八

通论（4条）

1. 血凝于足者为厥。

2. 清浊相干，气乱臂胫，则为四厥，乱于头则为厥逆，头重眩仆。

3. 厥逆之为病也，足暴冷，胸若将裂，肠若将以刀切之，烦而不能食，脉大小皆涩。暖取足少阴，清取足阳明；清则补之，温则泻之。

4. 厥若令人腹满，或令人暴不知人，或至半日，远至一日，乃知人者，阴气盛于上则下虚，下虚则腹胀满；阳气盛于上则下气重上而邪气逆，逆则阳气乱，阳气乱则不知人也。

寒厥证（4条）

1. 阳气衰于下，则为寒厥。

2. 寒气客于五脏，厥逆上泄，阴气竭，阳气未入，故卒然痛，死不知人，气复反则生矣。

3. 寒厥之为寒也，必从五指而上于膝者，阴气起于五指之里，集于膝下而聚于膝上，故阴气胜则从五指至膝上寒，其寒也不从外，皆从内也。

4. 寒厥何失而然也？此人者质壮，以秋冬夺于所用，阳气衰，不能渗营其经络，阳气日损，阴气独在，故手足为之寒也。

热厥证（4条）

1. 阴气衰于下，则为热厥。

2. 热厥之为热也，必起于足下者，阳气起于足五指之表，阴脉者集于足下而聚于足心，故阳气胜则足下热也。

3. 热厥何如而然也？酒入于胃，则络脉满而经脉虚，阴气虚则阳气入，阳气入则胃不和，胃不和则精气竭，精气竭则不荣其四肢也。此人必数酒，若饱以入房，气聚于脾中不得散，酒与谷气相薄，热盛于中，则热遍于身内而溺赤也。夫酒气盛而慓悍，肾气日衰，阳气独胜，故手足为之热也。

4. 胆足少阳之脉，是动则病口苦，善太息，心胁痛，不能转侧，甚则面微有尘，体无膏泽，足外反热，是曰阳厥。

煎厥证（2条）

1. 著怒者，名曰煎厥。

2. 阳气者，烦劳则张，精绝，辟谷于夏，使人煎厥，目盲不可以视，耳闭不可以听，溃溃乎若坏都，汩汩乎不可止。

风厥证（2条）

1. 二阳一阴发病，主惊骇背痛，善噫善欠，名曰风厥。

2. 有病身热汗出，烦满不为汗解，汗出而身热者风也；汗出而烦满不解者，厥也，病名曰风厥。

薄厥证（1条）

1. 阳气者大怒则形，气绝而血菀于上，使人薄厥。

暴厥证（2条）

1. 脉至如喘，名曰暴厥，暴厥者不知人与言。

2. 络之与孙脉，俱输于经，血与气并，则为实焉，血之与气，并走于上，则为大厥，厥则暴死，气复反则生。

尸厥证（2条）

1. 邪客于手足少阴、太阴、足阳明之络，此五络皆会于耳中，上络左角，五络俱竭，令人身脉皆动，而形无知也。其形若尸，或曰尸厥，鬄其左角之发方一寸，燔治，饮以美酒一杯，不能饮者，灌之立已。

2. 神游失守其位，即有五尸鬼干人，令人暴亡也，谓之尸厥。

臂厥证（2条）

1. 病嗌干心痛，渴而欲饮，是为臂厥，是主心所生病者，臑臂内后廉痛厥。

2. 交两手而瞀，此为臂厥，是主肺所生病者，臑臂内前廉痛厥。

骨厥证（1条）

1. 肾足少阴之脉，是动则病饥不欲食，面如漆柴，咳唾则有血，喝喝而喘，坐而欲起，目𥉂𥉂如无所见，心如凭，若饥状，气不足则善恐，心惕惕如人将捕之，是为骨厥。

踝厥证（1条）

1. 膀胱足太阳之脉，是动则病冲头痛，目似脱，项如拔，脊痛腰以折，髀不可以曲，腘如结，踹如裂，是为踝厥。

太阳厥证（3条）

1. 巨阳之厥，则肿首头重，足不能行，发为眩仆。

2. 太阳厥逆，僵仆呕血善衄。

3. 手太阳厥逆，耳聋泣出，项不可以顾，腰不可以俯仰。

阳明厥证（3条）

1. 阳明之厥，则癫疾欲走呼，腹满不得卧，面赤而热，妄见而妄言。

2. 阳明厥逆，喘咳身热，善惊衄呕血。

3. 手阳明、少阳厥逆，发喉痹嗌肿痓。

少阳厥证（2条）

1. 少阳之厥，则暴聋颊肿而热，胁痛，胻不可以运。

2. 少阳厥逆，机关不利。机关不利者，腰不可以行，项不可以顾，发肠痈，不可治，惊者死。

太阴厥证（3条）

1. 太阴之厥，则腹满䐜胀，后不利，不欲食，食则呕，不得卧。

2. 太阴厥逆，胻急挛，心痛引腹。

3. 手太阴厥逆，虚满而咳，善呕沫。

少阴厥证（3条）

1. 少阴之厥，则口干溺赤，腹满心痛。

2. 少阴厥逆，虚满呕变，下泄清。

3. 手心主少阴厥逆，心病引喉，身热，死不可治。

厥阴厥证（2条）

1. 厥阴之厥，则少腹肿痛腹胀，泾溲不利，好卧屈膝，阴缩肿，胻内热。

2. 厥阴厥逆，挛腰痛虚满，前闭谵言。

逆证（2条）

1. 厥逆连经则生，连脏则死。

2. 三阴俱逆，不得前后，使人手足寒，三日死。

疸病病证类第九

通论（1条）

1. 风者，百病之长也。风寒客于人，使人毫毛毕直，皮肤闭而为热，当是之时，可汗而发也。或痹不仁肿痛，当是之时，可汤熨及火灸而去之。弗治，肝传之脾，病名曰脾风，发瘅腹中热，烦心出黄。

黄疸证（3条）

1. 目黄者，曰黄疸。

2. 身痛而色微黄，齿垢黄，爪甲上黄，黄疸也。安卧小便黄赤，脉小而涩者，不嗜食。

3. 溺黄赤安卧者，黄疸。

胃疸证（1条）

1. 已食如饥者，胃疸。

肾疸证（1条）

1. 肾所生病者，口热舌干，烦心黄疸。

消渴病证类第十

通论（3条）

1. 二阳结，谓之消。

2. 五脏皆柔弱者，善病消瘅。此人薄皮肤而目坚固以深者，长冲直扬，其心刚，刚则多怒，怒则气上逆，胸中蓄积，血气逆留，髋皮充肌，血脉不行，转而为热，热则消肌肤，故为消瘅。

3. 人之善饥，而不嗜食者，精气并于脾，热气留于胃，胃热则消谷，谷消故善饥，胃气逆上，则胃脘塞，故不嗜食也。

上消证（3条）

1. 心移热于肺，传为膈消。

2. 心肺脉微小，皆为消瘅。

3. 肺脉微大为肺瘅，引胸背起，恶日光。

中消证（6条）

1. 瘅成为消中。

2. 胃足阳明之脉，气盛则身以前皆热，其有余于胃，则消谷善饥，溺色黄。

3. 邪在脾胃，阳气有余，阴气不足，则热中善饥。

4. 胃中热则消谷，令人悬心善饥。

5. 脾脉微小，为消瘅。

6. 大肠移热于胃，善食而瘦，谓人食亦，胃移热于胆，亦曰食亦。

下消证（2条）

1. 溲频数而膏浊不禁，肝肾主之。

2. 肝肾脉微小，皆为消瘅。

逆证（2条）

1. 心移寒于肺,肺消,消肺者,饮一溲二,死不治。

2. 消瘅脉实大,病久可治,脉悬小坚,病久不可治。

咳嗽病证类第十一

通论（7条）

1. 西方生燥，在变动为咳。

2. 秋伤于湿，冬生咳嗽。

3. 金郁之发，民病咳逆，心胁满。

4. 燥气流行，甚则喘咳逆气。

5. 五脏六腑，皆令人咳，非独肺也。皮毛者，肺之合也。皮毛先受邪气，邪气以从其合也，其寒饮食入胃，从肺脉上至于肺则肺寒，肺寒则外内合邪，因而客之，则为肺咳，皆聚于胃，关于肺，使人多涕唾而面浮肿气逆也。

6. 感于寒则受病，微则为咳。乘秋则肺先受邪，乘春则肝先受之，乘夏则心先受之，乘至阴则脾先受之，乘冬则肾先受之。

7. 五脏之久咳，乃移于六腑。

肺咳证 (1 条)

1. 肺咳之状，咳而喘息有音，甚则唾血。

心咳证 (1 条)

1. 心咳之状，咳则心痛，喉中介介如梗状，甚则咽肿喉痹。

肝咳证 (1 条)

1. 肝咳之状，咳则两胁下痛，甚则不可以转，转则两胠下满。

脾咳证 (1 条)

1. 脾咳之状，咳则右胠下痛，阴阴引肩背，甚则不可以动，动则咳剧。

肾咳证 (1 条)

1. 肾咳之状，咳则腰背相引而痛，甚则咳涎。

大肠咳证 (1 条)

1. 肺咳不已，则大肠受之，大肠咳状，咳而遗失。

小肠咳证 (1 条)

1. 心咳不已，则小肠受之，小肠咳状，咳而失气，气与咳俱失。

胆咳证 (1 条)

1. 肝咳不已，则胆受之，胆咳之状，咳呕胆汁。

胃咳证（1条）

1. 脾咳不已，则胃受之，胃咳之状，咳而呕，呕甚则长虫出。

膀胱咳证（1条）

1. 肾咳不已，则膀胱受之，膀胱咳状，咳而遗溺。

三焦咳证（1条）

1. 久咳不已，则三焦受之，三焦咳状，咳而腹满，不欲食饮。

痰饮病证类第十三

通论（2条）

1. 岁太阴在泉，湿淫所胜，民病饮积。
2. 太阴之胜，饮发于中。

痰饮证（3条）

1. 饮发，中满食减。
2. 湿气变物，水饮内蓄，中满不食。
3. 饮发于中，唾出清液。

支饮证（1条）

1. 太阴所至，为积饮痞隔。

溢饮证（2条）

1. 肝脉涩甚为溢饮。
2. 肝脉软而散，色泽者，当病溢饮。溢饮者，渴暴多饮，而易入肌皮、肠胃之外也。

喘促病证类第十三

通论（3条）

1. 诸病喘呕，皆属于热。

2. 清浊相干，气乱于肺，则俯仰喘喝，接手以呼。

3. 夜行则喘出于肾；淫气病肺，有所堕恐，喘出于肝；淫气害脾，有所惊恐，喘出于肺；淫气伤心，度水跌仆，喘出于肾与骨。

火郁喘证（3条）

1. 阴争于内，阳扰于外，魄汗未藏，四逆而起，起则熏肺，使人喘鸣。

2. 阳明厥则喘而惋，惋则恶人。

3. 邪入六腑，则身热不得卧，上为喘呼。

水气喘证（3条）

1. 喘咳者，是水气并阳明也。

2. 阳明所谓上喘而为水者，阴气下而复上，上则邪客于脏腑间，故为水也。

3. 肾病者，腹大胫肿，喘咳身重。

气盛喘证（4条）

1. 肺动则病胀满，膨膨而喘咳。

2. 肺病者，喘息鼻张。

3. 肺病者喘咳逆气，肩背痛，汗出。

4. 气有余则喘咳上气。

气虚喘证（3条）

1. 肺主气，肺气虚则喘喝，胸盈仰息。

2. 秋脉来毛而微，此为不及，不及则令人喘呼，少气而咳。

3. 劳则喘息汗出。

血瘀喘证（1条）

1. 肝脉搏坚而长，色不青，当病坠若搏，因血在胁下，令人喘逆。

小儿喘证（1条）

1. 乳子中风热，喘鸣肩息者，脉实大也。

膈病病证类第十四

通论（3条）

1. 三阳结，谓之膈。

2. 一阳发病，其传为膈。

3. 膈气闭绝，上下不通，则暴忧之病也。

上膈证（1条）

1. 气为上膈者，食饮入而还出。

中膈证（3条）

1. 胃脉沉鼓涩，胃外鼓大皆膈。

2. 饮食不下，隔塞不通，邪在胃脘。

3. 脾脉微急为膈中，食饮入而还出，后沃沫。

下膈证（1条）

1. 虫为下膈，下膈者食晬时乃出。

关格证（3条）

1. 阴气太盛，则阳气不能荣也，故曰关；阳气太盛，则阴气弗能荣也，故曰格；阴阳俱盛，不得相荣，故曰关格。关格者，不得尽期而死。

2. 人迎与太阴脉口俱盛，四倍以上，为关格。关格之脉，羸不能极于天地之精气，则死矣。

3. 反四时者，有余为精，不足为消；应太过，不足为精，应不足，有余为消。阴阳不相应，病名曰关格。

痿病病证类第十五

通论（3条）

1. 肺者，脏之长也，为心之盖也。有所失亡，所求不得，则发肺鸣，鸣则肺热叶焦。故曰：五脏因肺热叶焦，发为痿躄，此之谓也。

2. 治痿者，独取阳明。阳明者，五脏六腑之海，主润宗筋；宗筋者，束骨而利机关也；冲脉者，筋脉之海也，主渗灌谿谷，与阳明合于宗筋，阴阳总宗筋之会，会于气街。而阳明为之长，皆属于带脉，而络于督脉。故阳明虚则宗筋纵，带脉不引，故足痿不用也。

3. 阳明为阖，阖折则气无所止息，而痿疾起矣。故痿疾者取之阳明，视有余不足，无所止息者，真气稽留，邪气居之也。

筋痿证（2条）

1. 肝主身之筋膜，肝气热则胆泄口苦，筋膜干，筋膜干则筋急而挛，发为筋痿。

2. 思想无穷，所愿不得，意淫于外，入房太甚，宗筋弛纵，发为筋痿。故下经曰：筋痿者，生于肝使内也。

皮痿证（1条）

1. 肺主身之皮毛，肺热叶焦则皮毛虚弱急薄，著则生痿躄也。

脉痿证（1条）

1. 心主身之血脉，心气热则下脉厥而上，上则下脉虚，虚则生脉痿，枢折挈，胫纵而不任地也。

肉痿证（3条）

1. 脾主身之肌肉，脾气热则胃干而渴，肌肉不仁，发为肉痿。

2. 脾病者，身重善饥，肉痿，足不收行，善瘈脚下痛。

3. 有渐于湿，以水为事，若有所留，居处相湿，肌肉濡渍，痹而不仁，发为肉痿。故下经曰：肉痿者，得之湿地也。

骨痿证（4条）

1. 肾主身之骨髓，肾气热则腰脊不举，骨枯而髓减，发为骨痿。

2. 肾脉微滑而骨痿，坐不能起，起则目无所见。

3. 有所远行劳倦，逢大热而渴，渴则阳气内伐，内伐则热舍于肾，肾者水脏也。今水不胜火，则骨枯而髓虚，故足不任身，发为骨痿。故下经曰：骨痿者，生于大热也。

4. 恐惧而不解则伤精，精伤则骨酸痿厥，精时自下。

湿热痿证（1条）

1. 湿热不攘，大筋软短，小筋弛长。软短为拘，弛长为痿。

痹病病证类第十六

通论（13条）

1. 风寒湿三气杂至，合而为痹也。

2. 其风气胜者为行痹，寒气胜者为痛痹，湿气胜者为着痹也。

3. 卧出而风吹之，血凝于肤者为痹，血行而不得反其空，故为痹也。

4. 以冬遇此者为骨痹，以春遇此者为筋痹，以夏遇此者为脉痹，以至阴遇此者为肌痹，以秋遇此者为皮痹。

5. 五脏皆有合，病久而不去者，内舍于其合也。故骨痹不已，复感于邪，内舍于肾；筋痹不已，复感于邪，内舍于肝；脉痹不已，复感于邪，内舍于心；肌痹不已，复感于邪，内舍于脾；皮痹不已，复感于邪，内舍于肺。所谓痹者，各以其时重感于风寒湿之气也。

6. 其客于六腑者，此亦其食饮居处，为其病本也。六腑亦各有俞，风寒湿气中其俞，而食饮应之，循俞而入，各舍其腑也。

7. 痹或痛或不痛，或不仁，或寒或热，或燥或湿，其痛者，寒气多也，有寒故痛也。其不痛不仁者，病久入深，荣卫之行涩，经络时疏，故不痛，皮肤不荣，故为不仁。其寒者阳气衰，阴气多，与病相益故寒也。其热者阳气多，阴气少，病气胜，阳遭阴，故为痹热。其多汗而濡者，此其逢湿甚也；阳气少，阴气盛，两气相感，故汗出而濡也。

8. 夫痹之为病，不痛者，痹在于骨则重，在于脉则血凝而不流，在于筋则屈不伸，在于肉则不仁，在于皮则寒。故具此五者，则不痛也。

9. 荣气虚则不仁，卫气虚则不用，荣卫俱虚，则不仁且不用。

10. 荣者水谷之精气也，和调于五脏，洒陈于六腑，乃能入于脉也。故循脉上下，贯五脏，络六腑也。卫者水谷之悍气也，其气剽疾滑利，不能入于脉也。故循皮脉之中，分肉之间，熏于肓膜，散于胸腹，逆其气则病，从其气则愈，不与风寒湿气合，故不为痹。

11. 脉涩曰痹。

12. 凡痹之类，逢寒则急，逢热则纵。

13. 诸痹不已，亦益内也，其风气胜者，其人易已也。

行痹证（3 条）

1. 病在阳者命曰风，病在阴者命曰痹，阴阳俱病，命曰风痹。有形而不痛者，阳之类也；无形而痛者，阴之类也。无形而痛者，其阳完而阴伤之也，急治其阴，无攻其阳；有形而不痛者，其阴完而阳伤之也，急治其阳，无攻其阴。

2. 尺肤涩者，风痹也。

3. 风痹淫泺，病不可已者，足如履冰，时如入汤中。股胫淫泺，烦心头痛，时呕时闷，眩已汗出，久则目眩，悲以喜恐，短气不乐，不出三年死也。

痛痹证（4 条）

1. 尝有所伤于湿气，藏于血脉之中，分肉之间，久留而不去。若有所堕坠，恶血在内而不去，卒然喜怒不节，饮食不适，寒温不时，腠理闭而不通，其开而遇风寒，则血气凝结，故与邪相袭，则为寒痹。

2. 脉大以涩，为痛痹。

3. 寒从中生者，是人多痹气也。阳气少，阴气多，故身寒如从水中出。

4. 寒痹之为病也，留而不去，时痛而皮肤不仁。刺布衣者以火焠之，刺大人者以药熨之。以醇酒二十斤，蜀椒一升，干姜一斤，桂心一斤，凡四种皆㕮咀渍酒中，用绵絮一角，细白布四丈，并纳酒中，置酒马矢温中，盖封涂勿使泄；五日五夜，出布絮曝干之。干复渍，以尽其汁。每渍必晬其日，乃出干。干并用滓与绵絮复布为复巾，其长六七尺为六七巾，则用生桑炭焚巾，以熨寒痹所刺之处。令热入至于病所，寒复炙巾以熨之，三十遍而止，汗出以巾拭身，亦三十遍止，起步内中。无见风，每刺必熨如此，病已矣。此所谓内热也。

着痹证（2条）

1. 着痹不移，䐃肉破，身热，脉偏绝。

2. 着痹不去，久寒不已。

筋痹证（2条）

1. 病在筋，筋挛节痛，不可以行，名曰筋痹。

2. 少阳有余，病筋痹胁满。

脉痹证（1条）

1. 阳明有余，病脉痹，身时热。

肌痹证（3条）

1. 悲哀太甚则胞络绝，胞络绝则阳气内动，发则心下崩，数溲血也。故曰：大经空虚，发为肌痹。

2. 太阴有余，病肉痹寒中。

3. 病在肌肤，肌肤尽痛，名曰肌痹，伤于寒湿。

皮痹证（1条）

1. 少阴有余，病皮痹隐疹。

骨痹证（5条）

1. 虚邪之中人也，洒淅动形，起毫毛而发腠理，其入深，内搏于骨，则为骨痹。

2. 病在骨，骨重不可举，骨髓酸痛，寒气至，名曰骨痹。

3. 太阳有余，病骨痹身重。

4. 积寒留舍，荣卫不居，卷肉缩筋，肋肘不得伸，内为骨痹。

5. 人有身寒，汤火不能热，厚衣不能温，然不冻栗。是人者素肾气胜，以水为事，太阳气衰，肾脂枯不长，一水不能胜两火。肾者水也，而生于骨，肾不生则髓不能满，故寒甚至骨也。所以不冻栗者，肝一阳也，心二阳也，肾孤脏也。一水不能胜二火，故不能冻栗，病名曰骨痹，是人当挛节也。

肝痹证（6条）

1. 淫气乏竭，痹聚在肝。

2. 肝痹者，夜卧则惊，多饮数小便，上为引如怀。

3. 少阳不足，病肝痹。

4. 青脉之至也，长而左右弹，有积气在心下支胠，名曰肝痹。得之寒湿，腰痛足清头痛。

5. 肝脉微大为肝痹，阴缩，咳引少腹。

6. 肺痹传之肝，病名曰肝痹，一名曰厥，胁痛出食。

心痹证（5 条）

1. 淫气忧思，痹聚在心。

2. 阳明不足，病心痹。

3. 心痹者，脉不通，烦则心下鼓，暴上气而喘，干善噫，厥气上则恐。

4. 赤脉之至也，喘而坚，有积气在中，时害于食，名曰心痹。得之外疾思虑而心虚，故邪从之。

5. 心脉微大为心痹，引背善泪出。

脾痹证（3 条）

1. 淫气肌绝，痹聚在脾。

2. 太阴不足，病脾痹。

3. 脾痹者，四肢解堕，发咳呕汁，上为大塞。

肺痹证（5 条）

1. 淫气喘息，痹聚在肺。

2. 少阴不足，病肺痹。

3. 肺痹者，烦满喘而呕。

4. 风者，百病之长也。风寒客于人，或痹不仁肿痛，入舍于肺，名曰肺痹，发咳上气。

5. 白脉之至也，喘而浮，上虚下实惊，有积气在胸中，喘而虚，名曰肺痹，寒热，得之醉而使内也。

肾痹证（4 条）

1. 淫气遗溺，痹聚在肾。

2. 太阳不足，病肾痹。

3. 肾痹者，善胀，尻以代踵，脊以代头。

4. 黑脉之至也，上坚而大，有积气在小腹与阴，名曰肾痹。得之沐浴清水而卧。

肠痹证（1条）

1. 肠痹者，数饮而出不得，中气喘争，时发飧泄。

胞痹证（1条）

1. 胞痹者，少腹膀胱按之内痛，若沃以汤，涩于小便，上为清涕。

周痹证（2条）

1. 风寒湿气客于分肉之间，迫切而为沫，沫得寒而聚，聚则排分肉而分裂也。分裂则痛，痛则神归之，神归之则热，热则痛解，痛解则厥，厥则他痹发，发则如是。此内不在脏，而外未发于皮，独居分肉之间，真气不能周，故名曰周痹。

2. 周痹者，在于血脉之中，随脉之上，随脉之下，不能左右，各当其所。痛从上下者，先刺其下以过之，后刺其上以脱之；痛从下上者，先刺其上，以过之，后刺其下以脱之。

众痹证（2条）

1. 众痹各在其处，更发更止，更居更起，以右应左，以左应右，非能周也。更发更休也。刺此者，痛虽已止，必刺其处，勿令复起。

2. 众痹皆作，发于肢胁。

食痹证（1条）

1. 胃脉软而散者，当病食痹。

偏枯病证类第十七

通论（2 条）

1. 汗出偏沮，使人偏枯。

2. 偏枯，肥贵人高粱之疾也。

偏枯证（3 条）

1. 三阳三阴发病，为偏枯痿易，四肢不举。

2. 虚邪偏客于身半，其入深，内居荣卫，荣卫稍衰，则真气去，邪气独留，发为偏枯。

3. 偏枯身偏不举而痛，言不变，志不乱，病在分腠之间。

逆证（1 条）

1. 胃脉沉鼓涩，胃外鼓大，心脉小坚急，皆膈偏枯。男子左发，女子发右，不瘖舌转可治，三十日起。其从者瘖，三岁起，年不满二十者，三岁死。

瘈疭病证类第十八

通论（4 条）

1. 诸热瞀瘈，皆属于火。

2. 火郁之发，民病呕逆瘈疭。

3. 少阳司天，客胜则为瘈疭。

4. 少阳所至，为暴注瞤瘈。

肝瘈疭证（3 条）

1. 厥阴在泉，客胜则大关不利，内为痉强拘瘈。

2. 肝脉小急，痫瘈筋挛。

3. 肝脉微涩，为瘈挛筋痹。

心瘈疭证（3条）

1. 心脉急甚者，为瘈疭。

2. 心脉满大，痫瘈筋挛。

3. 肾传之心，病筋脉相引而急，名曰瘈。

脾瘈疭证（2条）

1. 太阴之复，头项痛重，而掉瘈尤甚。

2. 脾脉急甚，为瘈疭。

痉病病证类第十九

通论（2条）

1. 诸痉项强，皆属于湿。

2. 诸暴强直，皆属于风。

柔痉证（4条）

1. 肺移热于肾，为柔痉。

2. 太阳所至，为寝汗痉。

3. 风痉，身反折，先取足太阳。

4. 足太阳之筋病，脊反折，项筋急，肩不举，腋支缺盆中扭痛，不可左右摇。

少阴痉证（1条）

1. 足少阴之筋病，主痫瘈及痉，在外者不能俯，在内不能仰。故阳病者，腰反折不能俯，督病者，不能仰。

厥阴痉证（1条）

1. 厥阴在泉，客胜则大关节不利，内为痉强。

督脉痉证（1条）

1. 督脉为病，脊强反折。

癫狂病证类第二十

通论（9条）

1. 邪入于阳则狂，搏阳则为癫疾。

2. 二阴二阳皆交至，病在肾，骂詈妄行，癫疾为狂。

3. 血并于阴，气并于阳，故为惊狂。

4. 衣被不敛，言语善恶，不避亲疏者，此神明之乱也。

5. 岁火太过，上临少阴少阳，病反谵妄狂越。

6. 太阳所谓甚则狂癫疾者，阳尽在上，而阴气从下，下虚上实，故癫狂疾也。

7. 阴者藏精而起亟也，阳者卫外而为固也。阴不胜其阳，则脉流薄疾，并乃狂。

8. 诸躁狂越，皆属于火。

9. 肺喜乐无极则伤魄，魄伤则狂，狂者意不存人。

癫证（3条）

1. 癫疾始生，先不乐，头重痛，视举目赤甚，已而烦心，候之于颜，取手太阳、阳明、太阴；引口呼啼喘悸者，候之手阳明、太阳。左强者攻其右，右强者攻其左，先反僵因而脊痛，候之足太阳、阳明、太阴、手太阳。

2. 治癫疾者，常与之居，察其所当取之处，病至视之，有过者泻之。

3. 阳明之厥，则癫疾欲走呼，腹满不得卧，面赤而热，妄见而妄言。

狂证（7条）

1. 狂始生，先自悲也。喜妄苦怒善恐者，得之忧饥。

2. 狂始发，少卧不饥，自高贤也，自辨智也，自尊贵也，善骂詈，日夜无休。

3. 狂言惊善笑，好歌乐，妄行不休者，得之大恐。

4. 狂目妄见，耳妄闻，善呼者，少气之所生也。

5. 狂者多食，善见鬼神，善笑而不发于外者，得之所有大喜。

6. 阳明病甚则弃衣而走，登高而歌。或至不食数日，踰垣上屋，所上之处，皆非其素所能也。病反能者，何也？四肢者，诸阳之本也。阳盛则四肢实，实则能登高也；热甚于身，故弃衣欲走也；阳盛则使人妄言骂詈，不避亲疏，而不欲食，不欲食故妄走也。

7. 有病怒狂者，生于阳也。阳气者，暴折而难决，故善怒也。夺其食即已。夫食入于阴，长气于阳，故夺其食则已，使之服以生铁洛为饮。生铁洛者，下气疾也。

乳子癫证（1条）

1. 人有生而病癫疾者，名为胎病，此得之在母腹中时，其母有所大惊，气上而不下，精气并居，故令人发为癫疾也。

逆证（5条）

1. 癫病初发，岁一发不治，月一发不治。

2. 癫疾脉搏大滑，久自已，脉小坚急，死不治。

3. 癫疾之脉，虚则可治，实则死。

4. 癫疾者，疾发如狂者，死不治。

5. 肺喜乐无极则伤魄，魄伤则狂，狂者意不存人，皮革焦，毛悴色夭，死于夏。

积聚病证类第二十一

通论（7条）

1. 积之始生，得寒乃生，厥乃成积也。

2. 厥气生足悗，悗生胫寒，胫寒则血脉凝涩，血脉凝涩则寒气上入于肠胃，入于肠胃则䐜胀，䐜胀则肠外之汁沫，迫聚不得散，日以成积。卒然多饮，饮则肠满，起居不节，用力过度，则络脉伤。肠胃之络伤，则血溢于肠外，肠外有寒汁沫，与血相搏，则并合凝聚不得散，而积成矣。卒然外中于寒，若内伤于忧怒，则气上逆，气上逆则六输不通，温气不行，凝血蕴裹而不散津液涩渗，着而不去，而积皆成矣。

3. 寒气客于小肠膜原之间，络血之中，血涩不得注于大经，血气稽留不得行，故宿昔而成积矣。

4. 人之善病肠中积聚者，皮肤薄而不泽，肉不坚而淖泽。如此则肠胃恶，恶则邪气留止积聚，乃伤脾胃之间，寒温不次，邪气稍至，蓄积留止，大聚乃起。

5. 大积大聚，其可犯也，衰其大半而止。

6. 新积痛可移者易已，积而不痛难已也。

7. 寸口脉沉而横，曰胁下有积，腹中有横积痛。

伏梁证 (3条)

1. 心脉微缓为伏梁，在心下上下行，时唾血。

2. 病有少腹盛，上下左右皆有根，病名曰伏梁。裹大脓血，居肠胃之外，不可治，治之每切按之致死。此下则因阴，必下脓血，上则迫胃脘生膈，侠胃脘内痈，此久病也，难治。居齐上为逆，居齐下为从，勿动亟夺。

3. 人有身体髀股胻皆肿，环齐而痛，病名伏梁，此风根也。其气溢于大肠而着于肓，肓之原在齐下，故环齐而痛也。不可动之，动之为水溺涩之病。

奔豚证 (1条)

1. 肾脉微急，为奔豚。

肥气证 (1条)

1. 肝气微急，为肥气，在胁下，若覆杯。

息贲证 (3条)

1. 肺脉滑甚，为息贲上气。

2. 胁悗为息贲。

3. 支转筋前及胸痛，息贲。

石瘕证 (1条)

1. 石瘕生于胞中，寒气客于子门，子门闭塞不得通，恶血当泻不泻，衃以留止，日以益大，系如怀子，月事不以时下，皆生于女子，可导而下。

肠覃证 (1条)

1. 肠覃者，寒气客于肠外，与卫气相搏，气不得营，因有所系，癖而内着，恶气乃起，瘜肉乃生。其始生也，大如鸡卵，稍以益大，至其成，如怀子之状，久者离岁，按之则坚，推之则移，月事以时下，此其候也。

息积证（1条）

1. 病胁下满气逆，二三岁不已，病名曰息积。此不妨于食，不可灸刺，积为导引服药，药不能独治也。

痞满病证类第二十二

通论（3条）

1. 备化之纪，其病痞。

2. 北方之民，乐野处而乳食，脏腑生满病，其治宜灸焫。

3. 上满者，写之于内。

坚痞证（2条）

1. 水郁之发，善厥逆痞坚腹满。

2. 寒气至则坚痞，腹满痛，急下利之。

痞痛证（2条）

1. 太阴司天，胸中不利，心下痞痛。

2. 阳明之复，甚则心痛痞满。

腹满证（3条）

1. 脾虚则腹满，肠鸣飧泄不化。

2. 太阳之胜，腹满食减。

3. 腹满食不化，响响然，不能大便。

胀满证（4条）

1. 厥或令人腹满者，阴气盛于上则下虚，下虚则胀满。

2. 小腹满大，上走胃至心，淅淅身时寒热，小便不利，取足厥阴。

3. 腹满腹胀，支膈胠胁，下厥上冒，过在足太阴、阳明。

4. 饮食起居失节，入五脏则腹满闭塞。

胁满证（2 条）

1. 岁火不及，民病胁支满。

2. 肝壅两祛满，卧则惊，不得小便。

逆证（1 条）

1. 腹鸣而满，四肢清泄，其脉大，逆也。不过十五日而死矣。

疝气病证类第二十三

通论（5 条）

1. 任脉为病，男子内结七疝。

2. 肾脉大急沉，肝脉大急沉，皆为疝。

3. 少腹痛，不得大小便，病名曰疝，得之于寒。

4. 寸口脉沉而弱，曰寒热及疝瘕，少腹痛。

5. 脾脉微大为疝气，腹里大，脓血在肠胃之外。

心疝证（3 条）

1. 心脉搏滑急，为心疝。

2. 心脉微滑为心疝，引脐小腹鸣。

3. 心脉急，病名心疝，少腹当有形也。心为牡脏，小肠为之使，故曰少腹当有形也。

肺疝证（1条）

1. 肺脉沉搏为肺疝。

风疝证（5条）

1. 阳明滑则病心风疝。

2. 少阳滑则病肝风疝。

3. 太阴滑则病脾风疝。

4. 少阴滑则病肺风疝。

5. 太阳滑则病肾风疝。

㿗疝证（3条）

1. 三阳为病，发寒热，其传为㿗疝。

2. 阳明司天，燥淫所胜，丈夫㿗疝。

3. 三月阳中之阴，邪在中，故曰㿗疝，少腹肿也。

㿉疝证（3条）

1. 肝脉滑甚，为㿉疝。

2. 足厥阴肝病，丈夫㿉疝。

3. 足阳明之筋病，㿉疝，腹筋急。

狐疝证（2条）

1. 肝所生病，为飧泄狐疝。

2. 肾下则腰尻痛，不可以俯仰，为狐疝。

厥疝证（1条）

1. 黄脉之至也，大而虚，积气在腹中，有厥气，名曰厥疝。

卒疝证（2条）

1. 邪客于足厥阴之络，令人卒疝暴病。

2. 病气逆则睾肿卒疝。

冲疝证（1条）

1. 督脉生病，从少腹上冲心而痛，不得前后，为冲疝。

瘕疝证（4条）

1. 脾风弗治，脾传之肾，病曰瘕疝。少腹冤热而痛，出白，一名曰蛊。

2. 聚气而痛，少腹冤热作痛，出白烦热者，曰疝瘕。

3. 脉急者曰疝瘕，少腹痛。

4. 任脉为病，女子带下瘕聚。

鼓胀病证类第二十四

通论（5条）

1. 卫气之在身也，常然并脉，循分肉，行有逆顺，阴阳相随，乃得天和。五脏更始，四时有序，五谷乃化，然后厥气在下，营卫留止，寒气逆上，真邪相攻，两气相搏，乃合为胀也。

2. 寸口脉大坚以涩者，胀也。夫胀者，皆在于脏腑之外，排脏腑而廓胸胁，胀皮肤，故命曰胀。五脏六腑，各有畔界，其病各有形状。

3. 诸腹胀大，皆属于热。

4. 浊气在上，则生䐜胀。

5. 脉盛而紧曰胀。

鼓胀证（3条）

1. 足太阴虚则鼓胀。

2. 鼓胀者，腹胀身皆大，大与肤胀等也。色苍黄，腹筋起者，其候也。

3. 有病心腹满，旦食则不能暮食，名曰鼓胀。治之以鸡矢醴，一剂知，二剂已，其时复发者，此饮食不节，故时有病也。虽然，其病且已时，故当病气聚于腹也。

肤胀证（2 条）

1. 卫气并脉循分肉，为肤胀。

2. 肤胀者，寒气客于皮肤之间，鼟鼟然不坚，腹大身尽肿，皮厚，按其腹窅而不起，腹色不变，此其候也。

脉胀证（1 条）

1. 营气循脉，卫气逆为脉胀。

肝胀证（1 条）

1. 肝胀者，胁下满而痛引小腹。

心胀证（1 条）

1. 心胀者，烦心短气，卧不安。

脾胀证（2 条）

1. 脾气实则腹胀。

2. 脾胀者，善哕，四肢烦悗，体重不能胜，夜卧不安。

肺胀证（1 条）

1. 肺胀者，虚满而喘咳。

肾胀证（2 条）

1. 肾气实则胀。

2. 肾胀者，腹满引背央央然，腰髀痛。

胃胀证（2条）

1. 胃脉实则胀。

2. 胃胀者，腹满胃脘痛，鼻闻焦臭，妨于食，大便难。

胆胀证（1条）

1. 胆胀者，胁下痛胀，口中苦，善太息。

膀胱胀证（1条）

1. 膀胱胀者，少腹满而气癃。

大肠胀证（1条）

1. 大肠胀者，肠鸣而痛濯濯，冬日重感于寒，则飧泄不化。

小肠胀证（1条）

1. 小肠胀者，少腹䐜胀，引腰而痛。

三焦胀证（1条）

1. 三焦胀者，气满于皮肤中，轻轻然而不坚。

逆证（1条）

1. 腹胀身热脉大，是逆也，不过十五日而死矣。

水肿病证类第二十五

通论（7条）

1. 诸湿肿满，皆属于脾。

2. 肝满肾满肺满皆实，即为肿。

3. 肾者至阴也，至阴者盛水也，肺者太阴也，少阴者冬脉也。故其本在肾，其末在肺，皆聚水也。肾者胃之关也，关门不利，故聚水而从其类也。上下溢于皮肤，则为胕肿，胕肿者，聚水而生病也。

4. 水始起也，目窠上微肿如新卧起之状，其颈脉动，时咳，阴股间寒，足胫肿，腹乃大，其水已成矣。以手按其腹，随手而起，如裹水之状，此其候也。

5. 诸有水气者，微肿先见于目下也。水者阴也，目下亦阴也。腹者至阴之所居，故水在腹者，必使目下肿也。

6. 结阳者肿四肢。

7. 三阴结为之水。

风水证（5条）

1. 面肿曰风，足胫肿曰水。

2. 肾肝并浮，为风水。

3. 视人之目窠上，微痈如新卧起状，其颈脉动，时咳，按其手足，窅而不起者，风水肤胀也。

4. 勇而劳甚则肾汗出，肾汗出，逢于风，内不得入于脏腑，外不得越于皮肤，客于元府，行于皮里，传为胕肿，本之于肾，名曰风水。

5. 有病肾风者，面胕庞然壅，害于言，虚不当刺。不当刺而刺后五日，其气必至，至必少气时热，时热从胸背上至头，汗出身热，口干苦渴，小便黄，目下肿，腹中鸣，身重难以行，月事不来，烦而不能食，不能正偃，正偃则咳，病名曰风水。

石水证（3条）

1. 肾肝并沉，为石水。

2. 阴阳结斜，多阴少阳，曰石水，少腹肿。

3. 肾脉微大，为石水，起脐以下至少腹，腄腄然。

涌水证 (1条)

1. 肺移寒于肾为涌水，涌水者按腹不坚，水气客于大肠，疾行则鸣濯濯，如囊裹浆，水之病也。

水胀证 (2条)

1. 阴阳气道不通，四海闭塞，三焦不泻，津液不化，水谷并于肠胃之中，别于回肠，留于下焦，不得渗膀胱，则下焦胀，水溢则为水胀。

2. 邪气内逆，则气为之闭塞而不行，不行则为水胀。

逆证 (1条)

1. 石水上至胃脘，死不治。

腹痛病证类第二十六

通论 (2条)

1. 岁土太过，雨湿流行，肾水受邪，民病腹痛。

2. 岁木不及，燥乃大行，民病中清，少腹痛，肠鸣溏泄。

寒腹痛证 (3条)

1. 邪在脾胃，阳气不足，阴气有余，则寒中肠鸣腹痛。

2. 寒气客于小肠，小肠不得成聚，故后泄腹痛矣。

3. 阳气不足，阴气有余，则寒中肠鸣腹痛。

热腹痛证 (1条)

1. 少阴在泉，热淫所胜，民病腹中常鸣，气上冲胸，少腹中痛腹大。

血结腹痛证（1条）

1. 厥气客于阴股，寒气上及少腹，血泣在下，相引故腹引阴股痛。

水结腹痛证（1条）

1. 膀胱病者，小腹偏肿而痛，以手按之，即欲小便而不得。

腰痛病证类第二十七

通论（3条）

1. 腰者肾之府，转摇不能，肾将惫矣。

2. 巨阳虚则头项腰背痛。

3. 腰痛，痛上寒取足太阳、阳明，痛上热取足厥阴，不可以俯仰，取足少阳。

太阳腰痛证（4条）

1. 太阳所谓肿腰脽痛者，正月阳气出在上，而阴气盛，阳未得自次也，故肿腰脽痛也。

2. 膀胱之脉，挟脊抵腰，故挟脊痛，腰似折。

3. 足太阳脉，令人腰痛，引项脊尻背。

4. 腰痛侠脊而痛至头，几几然，目𥆨𥆨欲僵仆，刺足太阳。

少阴腰痛证（5条）

1. 少阴所谓腰痛者，少阴肾也。十月万物阳气皆伤，故腰痛也。

2. 肾盛怒而不止则伤志，志伤则喜忘其前言，腰脊不可以俯仰屈伸。

3. 肾脉搏坚而长，其色黄而赤，当病折腰。

4. 足少阴令人腰痛，痛引脊内廉。

5. 有病厥者，诊右脉沉而紧，左脉浮而迟。冬诊之右脉固当沉紧，此应四时，左脉浮而迟，此逆四时。在左当主病在肾颇关在肺，当腰痛也。

太阴腰痛证（1条）

1. 邪客于足太阴之络，令人腰痛引少腹，控眇，不可以仰息。

阳明腰痛证（1条）

1. 阳明令人腰痛，不可以顾，顾如有见者善悲。

厥阴腰痛证（3条）

1. 厥阴所谓腰脊痛，不可以俯仰者，三月一振，荣华万物，一俯而不仰也。

2. 肝足厥阴之脉，是动则病腰痛，不可以俯仰。

3. 厥阴之脉，令人腰痛，腰中如张弓弩弦。

少阳腰痛证（1条）

1. 少阳令人腰痛，如以针刺其皮中，循循然，不可以俯仰，不可以顾。

胁痛病证类第二十八

通论（8条）

1. 肝病者，两胁下痛引少腹，令人善怒。

2. 邪客于足少阳之络，令人胁痛。

3. 岁金太过，燥气流行，肝木受邪，民病两胁下少腹痛。

4. 少阳所谓心胁痛者，言少阳盛也。九月阳气尽而阴气盛，故心胁痛也。

5. 胆足少阳也，是动则病口苦善太息，心胁痛不能转侧。

6. 邪在肝，则两胁下痛。

7. 肺病传肝，胁痛出食。

8. 肝所生病者，腋下肿胁痛。

风寒胁痛证（1条）

1. 寒气客于厥阴之脉，厥阴之脉者，络阴器，系于肝。寒气客于脉中，则血泣脉急，故胁肋与少腹相引痛矣。

暑热胁痛证（1条）

1. 炎暑流行，甚则胸中痛，胁支满，胁痛。

血瘀胁痛证（1条）

1. 邪在肝则两胁中痛，寒中，恶血在内，行善掣。

背痛病证类第二十九

通论（4条）

1. 背者，胸中之府，背曲肩随，府将坏矣。

2. 二阳一阴发病，主惊骇背痛。

3. 寸口脉中手促上系者，曰肩背痛。

4. 秋脉来毛而中央坚，两旁虚，此谓太过，太过则令人逆气，而背痛愠愠然。

太阳背痛证（1条）

1. 寒气客于背俞之脉，则脉泣，脉泣则血虚，血虚则痛。按之则热气至，热气至则痛止矣。

肺背痛证（2条）

1. 肺病者，喘咳逆气，肩背痛汗出。

2. 肺盛有余，则肩背痛。

肾背痛证（1条）

1. 邪在肾，则肩背痛，是肾气上逆也。

心痛病证类第三十

通论（4条）

1. 邪在心，则病心痛，喜悲时眩仆，视有余不足而调其腧也。

2. 心脉微急，为心痛引背，食不下。

3. 手少阴之脉动，则病嗌干心痛，渴而欲饮。

4. 脉涩则心痛。

肝心痛证（2条）

1. 厥心痛，色苍苍如死状，终日不得太息，肝心痛也。

2. 心痛引少腹满，上下无定处，便溲难，刺足厥阴。

肾心痛证（4条）

1. 厥心痛与背相控，善瘛。如从后触其心，伛偻者，肾心痛也。

2. 心痛引腰脊欲呕，取足少阴。

3. 心痛引背，不得息，刺足少阴，不已，取手少阳。

4. 邪客于足少阴之络，令人卒心痛，暴胀胸胁支满。

肺心痛证（2条）

1. 厥心痛，卧若徒居痛间，动作痛益甚，色不变，肺心痛也。

2. 心痛，但短气不足以息，刺手太阴。

脾心痛证（2条）

1. 厥心痛，痛如以锥锋刺其心，心痛甚者，脾心痛也。

2. 心痛腹胀啬啬然，大便不利，取足太阴。

胃心痛证（1条）

1. 胃病者，腹䐜胀，胃脘当心而痛，上肢两胁，膈咽不通，食饮不下。

逆证（2条）

1. 真心痛，手足青至节，心痛甚旦发夕死，夕发旦死。

2. 手心主少阴厥逆，心痛引喉，身热，死不可治。

头痛病证类第三十一

通论（4条）

1. 寸口之脉，寸口短者，曰头痛。

2. 三阳独至者，是三阳并至，并至如风雨，上为巅疾。

3. 头痛数岁不已，当有所犯太寒，内至骨髓，髓者以脑为主，脑逆故令头痛。

4. 病热而有所痛者，病热者阳脉也。以三阳之动也，人迎一盛少阳，二盛太阳，三盛阳明。入阴也，夫阳入于阴，故病在头与腹，乃䐜胀而头痛也。

太阳头痛证（4 条）

1. 膀胱足太阳也，是动则病冲头痛，目似脱，项似拔。

2. 邪客于足太阳之络，令人头项肩痛。

3. 厥头痛，项先痛，腰脊为应，先取天极，后取足太阳。

4. 厥头痛，头痛甚，耳前后脉涌有热，写出其血，后取足太阳。

厥阴头痛证（1 条）

1. 厥头痛，头脉痛，心悲善泣，视头动脉反盛者，刺尽去血，后调足厥阴。

太阴头痛证（1 条）

1. 厥头痛，意善忘，按之不得，取头面左右动脉，后取足太阴。

少阴头痛证（2 条）

1. 厥头痛，贞贞头重而痛，写头上五行行五，先取手少阴，后取足少阴。

2. 头痛巅疾，下虚上实，过在足太阴、巨阳。

阳明头痛证（2 条）

1. 头痛耳鸣，九窍不利，肠胃之所生也。

2. 厥头痛，面若肿起而烦心，取之足阳明、太阴。

偏头痛证（1 条）

1. 头半寒痛，先取手少阳、阳明，后取足少阳、阳明。

逆证（1条）

1. 真头痛，头痛甚，脑尽痛，手足寒至节，死不治。

口舌病证类第三十二

通论（4条）

1. 中央黄色，入通于脾，开窍于口，藏精于脾，故病在舌本。

2. 脾气通于口，脾和则口能知五谷矣。

3. 心气痛于舌，心和则舌能知五味矣。

4. 备化之纪，其主口；升明之纪，其主舌。

口糜证（2条）

1. 膀胱移热于小肠，膈肠不便，上为口糜。

2. 少阳之复，大热将至，火气内发，上为口糜。

口疮证（1条）

1. 岁火不及，炎火乃行，民病口疮。

口甘证（1条）

1. 有病口甘者，此五气之溢也，名曰脾瘅，治之以兰，除陈气也。

口苦证（1条）

1. 有病口苦，病名曰胆瘅。夫肝者中之将也，取决于胆，咽为之使。此人者数谋虑不决，故胆虚气上溢，而口为之苦，治之以胆募俞。

啮舌证（1条）

1. 人之自啮舌者，此厥气走上，脉气辈至也。少阴气至，则啮舌。

舌强证（2条）

1. 脾足太阴之脉，是动则病舌本强。

2. 厥阴司天，风淫所胜，民病舌本强。

舌卷证（4条）

1. 心病者，舌卷短。

2. 心脉搏而坚长，当病舌卷不能言。

3. 肝者筋之合也，筋者聚于阴器，而脉络于舌本也。故脉弗荣则筋急，筋急则引舌与卵。

4. 厥阴络者，中热嗌干，善溺心烦，甚则舌卷卵上缩而终矣。

齿牙病证类第三十三

通论（2条）

1. 齿者，骨之所终也。

2. 肾气盛，齿更发长；肾气衰，发堕齿槁。

齿痛证（3条）

1. 少阴在泉，热淫所胜，民病齿痛。

2. 大肠手阳明之脉，是动则病齿痛。

3. 齿痛不恶清饮，取足阳明；恶清饮，取手阳明。

齿龋证（3条）

1. 齿龋，刺手阳明。

2. 手阳明之别，实则龋聋。

3. 诊龋齿痛，按其阳之来，有过者独热，在左左热，在右右热，在上上热，在下下热。

咽喉病证类第三十四

通论（3条）

1. 岁太阴在泉，嗌肿喉痹。

2. 三焦手少阳也，是动则病嗌肿喉痹。

3. 手阳明、少阳厥逆，发喉痹嗌肿。

喉痹证（6条）

1. 一阴一阳结，谓之喉痹。

2. 邪客于手少阳之络，令人喉痹。

3. 少阳司天，三之气，喉痹目赤。

4. 太阴之胜，喉痹项强。

5. 喉痹不能言，取足阳明；能言，取手阳明。

6. 足阳明气逆，则喉痹卒喑。

嗌干证（2条）

1. 厥阴所谓甚则嗌干热中者，阴阳相薄而热，故嗌干也。

2. 督脉为病，嗌干。

嗌痛证（3条）

1. 小肠手太阳也，是动则病嗌肿。

2. 肾，足少阴也，是所生病，咽肿上气，咽干及痛。

3. 邪客于足少阴之络，令人嗌痛，不可内食，睡时不能出唾者，刺然骨之前出血。

音瘖证（5条）

1. 寒气客于厌，则厌不能发，发不能下，其开阖不至，故无音。

2. 太阳所谓入中为瘖者，阳盛已衰，故为瘖也。内夺而厥，则为瘖痱，此肾虚也。

3. 邪入于阴，则瘖。

4. 人有重身，九月而瘖，此胞之络脉绝也。胞络者，系于肾，少阴之脉贯肾络舌下，故不能言，无治也。当十月复。

5. 肝脉骛暴，有所惊骇，脉不至，若瘖，不治自已。

眼目病证类第三十五

通论（2条）

1. 诸脉皆属于目，肝受血而能视。

2. 五脏六腑之精气，皆上注于目而为之精。精之窠为眼，骨之精为瞳子，筋之精为黑眼，血之约为络，其窠气之精为白眼，肌肉之精为约束，裹撷筋骨血气之精，而与肺并为系，上属于脑，后出于项中。故邪中于项，因逢其身之虚，其入深，则随眼系以入于脑，入于脑则脑转，脑转则引目系急。

目泣证（4条）

1. 心者，五脏六腑之主也，目者宗脉之所聚也，上液之道也，口鼻者气之门户。故悲哀愁忧则心动，心动则五脏六腑皆摇，摇则宗脉感，宗脉感则液道开，液道开则泣涕出焉。液者所以灌精濡空窍者也，故上液之道开则泣，泣不止则液竭，液竭则精不灌，精不灌则目无所见矣。故命曰夺精。

2. 夫风之中目也，阳气内守于精，是火气燔目，故见风则泣下。夫火疾风生乃能雨，此之类也。

3. 风气与阳明入胃，循脉而上目内眦。其人肥则风气不得外泄，则为热中而目黄；人瘦则外泄而寒，则为寒中而泣出。

4. 心悲气并则心系急，心系急则肺举，肺举则液上溢。夫心系与肺，不能常举，乍上乍下，故咳而泣出矣。

目痛证（2条）

1. 邪客于阳跻之脉，令人目痛，从内眦始。

2. 诊目痛，赤脉从上下者太阳病，从下上者阳明病，从外走内者少阳病。

目不明证（3条）

1. 肝病虚，则目𥆧𥆧无所见。

2. 气脱者，目不明。

3. 五十岁肝气始衰，肝叶始薄，胆汁始减，目始不明。

耳病病证类第三十六

通论（2条）

1. 蔽者耳门也，肾气通于耳，肾和则耳能闻五音矣。

2. 足少阳之标，在窗笼之前，窗笼者耳也。

耳聋实证（7条）

1. 太阴在泉，湿淫所胜，民病耳聋，浑浑焞焞，治以苦热。

2. 岁金太过，燥气流行，肝木受邪，民病耳聋无所闻。

3. 岁火太过，炎暑流行，肺金受邪，民病耳聋。

4. 邪客于手阳明之络，令人耳聋，时不闻音。

5. 暴厥而聋偏，塞闭不通，内气暴薄也。

6. 聋而不痛者，取足少阳；聋而痛者，取手阳明。

7. 太阳所谓浮而耳聋者，皆在气也。

耳聋虚证（2条）

1. 精脱者耳聋。

2. 其年五十，体重，耳目不聪明矣。

耳鸣实证（3条）

1. 太阳所谓耳鸣者，阳气万物，盛上而躍，故耳鸣也。

2. 厥阴之胜，耳鸣头眩。

3. 少阳所至，为耳鸣，治以凉寒。

耳鸣虚证（2条）

1. 耳者宗脉之所聚也，故胃中空则宗脉虚，虚则下溜，脉有所竭，故耳鸣。

2. 液脱者，脑髓消，筋酸，耳数鸣。

耳痛证（1条）

1. 耳痛不可刺者，耳中有脓，若有干耵聍，耳无闻也。

鼻病病证类第三十七

通论（2条）

1. 肺气通于鼻，肺和则鼻能知臭香矣。

2. 五气入鼻，藏于心肺，心肺有病，而鼻为之不利也。

鼻鼽证（3 条）

1. 足太阳实则鼽窒，头背痛。

2. 人之鼻洞，涕出不收者，颃颡不开，分气失也。

3. 阳明所至，为鼽嚏。

鼻衄证（3 条）

1. 暴瘅内逆，肝肺相搏，血溢鼻口。

2. 卒然多食饮，则肠满，起居不节，用力过度，则络脉伤，阳络伤则血外溢，血外溢则衄血。

3. 衄血而不止，衃血流，取足太阳，衃血止，取手太阳。

鼽衄证（4 条）

1. 太阳司天，鼽衄善悲。

2. 少阳司天，甚则鼽衄。

3. 少阴司天，民病鼽衄嚏呕。

4. 邪客于足阳明之络，令人鼽衄，上齿寒。

鼻渊证（2 条）

1. 胆移热于脑，则辛頞鼻渊。鼻渊者，浊涕下不止也。

2. 少阴之复，甚则入肺，咳而鼻渊。

逆证（2 条）

1. 脉至而搏，血衄身热者死。

2. 衄而不止，脉大，逆也，不过十五日而死矣。

眩晕病证类第三十八

通论（5条）

1. 诸风掉眩，皆属于肝。

2. 邪之所在，皆为不足。故上气不足，脑为之不满，头为之苦倾，目为之眩。

3. 下虚则厥，上虚则眩。

4. 髓海不足，则脑转耳鸣，胫痠眩冒。

5. 徇蒙招尤，目瞑耳聋，下实上虚，过在足少阳、厥阴。

眩晕证（3条）

1. 岁木太过，风气流行，甚则忽忽善怒，眩冒巅疾。

2. 木郁之发，甚则耳聋眩转，目不识人，善暴僵仆。

3. 邪中于项，因逢其身之虚，其入深，则随眼系以入于脑则脑转，脑转则引目系急，目系急则目眩以转矣。精散则视歧，视歧见两物。

汗病病证类第三十九

通论（5条）

1. 阳加于阴，为之汗。

2. 血之与汗，异名同类。故夺汗者无血，夺血者无汗。

3. 尺涩脉滑，谓之多汗。

4. 阳气有余为身热无汗，阴气有余为身热多汗。

5. 天暑衣厚，则腠理开，故汗出。

心汗证（1条）

1. 惊而夺精，汗出于心。

肾汗证（1条）

1. 持重远行，汗出于肾。

肺汗证（3条）

1. 肺脉缓甚，为多汗。

2. 肺病者，肩背痛汗出。

3. 肺脉软而散者，当病灌汗。

肝汗证（1条）

1. 疾走恐惧，汗出于肝。

脾汗证（1条）

1. 摇体劳倦，汗出于脾。

胃汗证（2条）

1. 饮食饱甚，汗出于胃。

2. 人热饮食下胃，其气未定，汗则出。或出于面，或出其背，或出于身半，其不循卫气之道而出者；此外伤于风，内开腠理，毛蒸理泄，卫气走之，固不得循其道，此气慓悍滑疾，见开而出，故不得从其道，命曰漏泄。

盗汗证（3条）

1. 肾病者，寝汗出憎风。

2. 太阳所至为寝汗。

3. 岁水太过，甚则寝汗去憎风。

津脱证（1条）

1. 腠理发泄，汗出溱溱，是谓津，津脱腠理开，汗大泄。

寤寐病证类第四十

通论（5条）

1. 阳气尽，阴气盛，则目瞑；阴气尽而阳气盛，则寤矣。

2. 阴跻阳跻，阴阳相交，阳入阴，阴出阳，交于目锐眦，阳气盛则不瞑，阴气盛则瞑目。

3. 壮者之气盛，其肌肉滑，气道通，荣卫之行，不失其常，故昼精而夜瞑。老者之气血衰，其肌肉枯，气道涩，五脏之气相搏，其荣气衰少而卫气内伐，故昼不精，夜不瞑。

4. 人有卧而有所不安者，脏有所伤，及精有所之，寄则安，故人不能悬其病也。

5. 人有不得偃卧者，肺者脏之盖也，肺气盛则脉大，脉大则不得偃卧。

阴虚不寐证（2条）

1. 卫气不得入于阴，常留于阳，留于阳则阳气满，阳气满则阳跻盛，不得入于阴，则阴气虚，故目不瞑矣。

2. 卫气昼日行于阳，夜行于阴，常从足太阴之分间，行于五脏六腑。今厥气客于五脏六腑，则卫气独卫其外，行于阳不得入于阴，行于阳则阳气盛，阳气盛前阳跻陷，不得入于阴，阴虚，故目不瞑。补其不足，泻其有余，调其虚实，以通其道，而去其邪，饮以半夏汤，一剂，阴阳已通，其卧立至。病新发者，覆杯则卧，汗出则已矣。久者三饮而已也。

水气不寐证 (1条)

1. 夫不得卧，卧则喘者，是水气之客也。夫水者循津液而流者也。肾者水脏，主津液主卧与喘也。

胃病不寐证 (1条)

1. 不得卧而息有音者，是阳明之逆也。足三阳者下行，今逆而上行，故息有音也。阳明者胃脉也，胃者六腑之海，其气亦下行，阳明逆不得从其道，故不得卧也。下经曰：胃不和则卧不安，此之谓也。

阳虚多寐证 (2条)

1. 二十岁心气始衰，善忧悲，血气懈惰，故好卧。

2. 卫气留于阴，不得行于阳。留于阴则阴气盛，阴气盛则阴跻满，不得入于阳则阳气虚，故目闭也。

湿重多寐证 (1条)

1. 肠胃大则胃气留久，皮肤湿则分肉不解，其行迟。夫卫气者昼日常行于阳，夜行于阴，故阳气尽则卧，阴气尽则寤。故肠胃大则卫气行留久，皮肤湿，分肉不解则行迟，留于阴也久，其气不精，则欲瞑，故多卧矣。

邪实多寐证 (1条)

1. 邪气留于上焦，上焦闭而不通，已食若饮汤，卫气留久于阴而不行，故卒然多卧焉。

呕吐病证类第四十一

通论（2条）

1. 诸呕吐酸，暴注下迫，皆属于热。

2. 诸逆冲上，皆属于火。

太阴呕证（1条）

1. 太阴所谓食则呕者，物盛满而上溢，故呕也。

少阴呕证（1条）

1. 少阴所谓呕咳上气喘者，阴气在下，阳气在上。

厥阴呕证（3条）

1. 厥阴所至，为胁痛呕泄。

2. 足厥阴肝所生病者，胸满呕逆。

3. 肝脉缓甚，善为呕。

少阳呕证（3条）

1. 少阳所至为呕涌。

2. 胆病者，善太息，口苦呕宿汁。

3. 善呕，呕有苦，长太息，心中憺憺，恐人将捕之，邪在胆，逆在胃。胆液泄则口苦，胃气逆则呕苦，故曰呕胆。

肠胃呕证（1条）

1. 寒气客于肠胃，厥逆上出，故痛而呕也。

哕逆病证类第四十二

通论（3条）

1. 谷入于胃，胃气上注于肺。今有故寒气与新谷气，俱还入于胃，新故相乱，真邪相攻，气并相逆，复出于胃，故为哕。

2. 病深者其声哕。

3. 哕以草刺鼻嚏，嚏而已，无息而疾迎引之立已，大惊之亦可已。

肺哕证（1条）

1. 肺主哕，取手太阴、足少阴。

胃哕证（2条）

1. 胃为气逆为哕。

2. 阳明之复，呕吐咳哕。

泄泻病证类第四十三

通论（6条）

1. 诸病水液，澄澈清冷，皆属于寒。

2. 诸厥固泄，皆属于下。

3. 暴注下迫，皆属于热。

4. 大肠小肠皆属于胃，胃脉虚则泄。

5. 湿成多五泄。

6. 尺肤寒，其脉小者泄。

濡泄证（4条）

1. 湿胜则濡泄。

2. 岁水不及，湿气大行，民病腹满身重濡泄。

3. 太阳之胜寒入下焦，传为濡泄。

4. 太阴之胜，湿化乃见善注泄。

飧泄证（6 条）

1. 春伤于风，夏生飧泄。

2. 久风入中，则为飧泄。

3. 脐以下皮寒，肠中寒则肠鸣飧泄。

4. 脾病虚则腹满肠鸣，飧泄食不化。

5. 岁木太过，风气流行，脾土受邪，民病飧泄。

6. 虚邪之中人也，留而不去，传舍于肠胃，多寒则肠鸣飧泄食不化。

溏泄证（4 条）

1. 岁土太过，民病腹满溏泄。

2. 阳明之胜，清发于中，左胠胁痛溏泄。

3. 阳明司天，燥淫所胜，腹中鸣注泄鹜溏，病本于肝。

4. 脐以下皮热，肠中热则出黄如糜。

洞泄证（4 条）

1. 春伤于风，邪气留连，乃为洞泄。

2. 长夏善病洞泄寒中。

3. 肾脉小甚为洞泄。

4. 大肠病者，肠中切痛而鸣濯濯，冬日重感于寒即泄，当脐而痛，不能久立。

逆证（4 条）

1. 飧泄脉小者，手足寒难已，手足温者易已。

2. 泄而脉大难治。

3. 腹鸣而满，四肢清而泄，脉大，是逆也，不过十五日而死矣。

4. 病泄脉洪大，是逆也。

肠澼病证类第四十四

通论（3条）

1. 饮食不节，起居不时者，阴受之。阴受之则入五脏，入五脏则䐜满闭塞，下为飧泄，久为肠澼。

2. 肾所生病为肠澼。

3. 三阳者巨阳也，积并则为惊，病起疾风，至如礔砺，九窍皆塞，阳气滂溢，干嗌喉塞，并于阴则上下无常，薄为肠澼。

赤痢证（4条）

1. 少阴之胜，腹满痛溏泄，其传为赤沃。

2. 肾脉小搏沉，为肠澼下血。

3. 心肝澼为下血，二脏同病者可治。

4. 肠澼下脓血，脉滑大者生。

白痢证（3条）

1. 肠澼下白沫，脉沉则生。

2. 脾脉外鼓沉，为肠澼，久自已。

3. 肝脉小缓为肠澼，易治。

赤白痢证（5条）

1. 太阳司天，风湿交争，民病注下赤白。

2. 少阳司天，火淫所胜，民病泄注赤白。

3. 少阳在泉，火淫所胜，民病注泄赤白，腹痛溺赤。

4. 厥阴之胜，少腹痛，注下赤白。

5. 少阳之胜，少腹痛，下沃赤白。

逆证（5条）

1. 肠澼便血，身热则死，寒则生。

2. 肠澼之属，身不热，脉不悬绝，滑大者曰生，悬涩者曰死。

3. 脉沉小涩为肠澼，其身热者死，热见七日死。

4. 阴阳虚，肠澼死。

5. 肾移热于脾，传为虚肠澼，死不可治。

便血病证类第四十五

通论（2条）

1. 阴络损伤则血内溢，血内溢则后血。

2. 脉动一代者，病在肠之脉也，泄及便脓血。

热毒便血证（1条）

1. 岁金不及，炎火乃行，民病血便下。

肠风便血证（1条）

1. 久风入中，则为肠风。

结阴便血证（2条）

1. 结阴者便血一升，再结二升，三结三升。

2. 脾脉微涩为内癀，多下脓血。

血崩证（2条）

1. 阴虚阳搏谓之崩。

2. 少阳司天，初之气风胜乃摇，候乃大温，其病血崩。

便难病证类第四十六

通论 (2条)

1. 太阴司天，湿淫所胜，大便难。

2. 肾脉微急，为不得前后。

太阴不便证 (1条)

1. 太阴司天，阴痹大便难，阴气不用。

少阴不便证 (1条)

1. 少阴之复，膈肠不便。

前阴病证类第四十七

通论 (2条)

1. 前阴者宗筋之所聚，太阴、阳明之所合也。

2. 茎垂者身中之机，阴精之候，津液之道也。

阴痿证 (2条)

1. 肾脉大甚为阴痿。

2. 足厥阴之筋病，阴器不用，伤于内则不起。

阴纵证 (2条)

1. 足厥阴之别结于茎，实则挺长。

2. 足厥阴之筋病，伤于热则纵挺不收。

阴缩证 (3条)

1. 足厥阴之筋病，伤于寒则阴缩入。

2. 悲哀动中则伤魂，魂伤则狂妄不精，当人阴缩而筋挛。

3. 脉微大为肝痹阴缩。

阴痒证（1条）

1. 足厥阴之别结于茎，虚则暴痒。

阴痛证（1条）

1. 足太阴之筋病，阴器纽痛，下引脐。

阴疮证（1条）

1. 太阳之湿，阴中乃疡，隐曲不利，治以苦热。

小便病证类第四十八

通论（2条）

1. 三焦者，足少阴、太阳之所将，实则闭癃，虚则遗溺。

2. 肝所生病，为遗溺闭癃。

癃闭证（2条）

1. 酸入于胃，其气涩以收，上之两焦，弗能出入也。不出则留于胃中，胃中温和则下注膀胱，膀胱之胞薄以懦，得酸则缩踡，约而不通，水道不行，故癃。

2. 脾脉肝脉滑甚为㿉癃。

遗溺证（2条）

1. 膀胱不约为遗溺。

2. 虚则遗溺，遗溺则补之。

溲黄证（2条）

1. 小便黄者，少腹中有热也。

2. 诸转反戾，水液浑浊，皆属于热。

溲血证（2条）

1. 胞移热于膀胱，则癃溺血。

2. 悲哀太甚则胞络绝，胞络绝则阳气内动，发则心下崩，数溲血也。

淋证（3条）

1. 阳明司天，初之气小便黄赤，甚则淋。

2. 太阴初气，病中热胀，脾受积湿之气，小便黄赤，甚则淋。

3. 少阳二气，风火郁于上，胆热，其病淋。

浊证（2条）

1. 少阳在泉，客胜，甚则下白溺白。

2. 思想无穷，所愿不得，意淫于外，入房太甚，宗筋弛纵，发为筋痿，及为白淫。

逆证（2条）

1. 咳且溲血脱形，其脉小动，是逆也，不过十五日而死矣。

2. 咳溲血形肉脱，脉搏，是逆也，不过一时而死矣。

遗泄病证类第四十九

通论（1条）

1. 肾者主蛰，封藏之本，精之处也。

滑精证（1条）

1. 怵惕思虑则伤神，神伤则恐惧流淫而不止，恐惧而不解则伤精，精伤则骨酸痿厥，精时自下。

梦遗证（1条）

1. 厥气客于阴器，则梦内接。

痈疽病证类第五十

通论 (4条)

1. 夫血脉营卫，周流不休，寒邪客于经络之中则血泣，血泣则不通，不通则卫气归之，不得复反，故痈肿。寒气化为热，热胜则腐肉，肉腐则为脓，脓不泻则烂筋，筋烂则伤骨，骨伤则髓消，不当骨空，不得泄泻。血枯空虚，则筋骨肌肉不相荣，经脉败漏，熏于五脏，脏伤故死矣。

2. 营卫稽留于经脉之中，则血泣而不行，不行则卫气从之而不通，壅遏而不行，故热。大热不止，热胜则肉腐，肉腐则为脓，然不能陷骨，髓不为焦枯，五脏不为伤，故命曰痈。热气淳盛，下陷肌肉，筋髓枯，内达五脏，血气竭，当其痈下筋骨，良肉皆无余，故命曰疽。

3. 疽者上之皮大以坚，上如牛领之皮；痈者其皮上薄以泽，此其候也。

4. 病之生时，有喜怒不测，饮食不节，阴气不足，阳气有余，荣气不行，发为痈疽。阴阳不通，两热相搏，乃化为脓。

猛疽证 (1条)

1. 痈发于嗌中，名曰猛疽。猛疽不治，化为脓，脓不泻，塞咽，半日死。其化为脓者，泻则合豕膏冷食，三日而已。

脑烁证（1条）

1. 阳气大发，消脑留项，名曰脑烁。其色不乐，项痛而如刺以针，烦心者死，不可治。

夭疽证（1条）

1. 发于颈，名曰夭疽。其痈大以赤黑，不急治，则热气下入渊腋，前伤任脉，内熏肝肺，熏肝肺十余日而死矣。

疵疽证（1条）

1. 发于肩及臑，名曰疵疽。其状赤黑，急治之，此令人汗出至足，不害五脏，痈发四五日，逞焫之。

米疽证（1条）

1. 发于腋下，赤坚者，名曰米疽。治之以砭石，欲细而长，疏砭之，涂以豕膏，六日已，勿裹之。其痈坚而不溃者，为马刀侠缨，急治之。

井疽证（1条）

1. 发于胸，名曰井疽。其状如大豆，三四日起，不早治，下入腹，不治，七日死矣。

甘疽证（1条）

1. 发于膺，名曰甘疽。色青，其状如谷实菰薽，常苦寒热，急治之，去其寒热，十岁死，死后出脓。

败疵证（1条）

1. 发于胁，名曰败疵，败疵者女子之病也，灸之。其病大痈脓，治之，其中乃有生肉，大如赤小豆，剉蔆翘草根各一升，以水一斗六升煮之，竭为强饮厚衣，坐于釜上，令汗出至足已。

股胫疽证（1条）

1. 发于股胫，名曰股胫疽。其状不甚变，而痈脓搏骨，不急治，三十日死矣。

赤施证（1条）

1. 发于股阴，名曰赤施。不急治，六十日死；在两股之内，不治，十日而当死。

锐疽证（1条）

1. 发于尻，名曰锐疽。其状赤坚大，急治之。不治，三十日而死矣。

疵痈证（1条）

1. 发于膝，名曰疵痈。其状大痈，色不变，寒热，如坚石，勿石，石之者死。须其柔，乃石之者生。

兔啮证（1条）

1. 发于胫，名曰兔啮。其状赤至骨，急治之，不治害人也。

走缓证（1条）

1. 发于内踝，名曰走缓。其状痈也，色不变，数石其输而止其寒热，不死。

厉痈证（1条）

1. 发于足傍，曰厉痈。其状不大，初如小指，发急治之，去其黑者，不消辄益。不治百日死。

四淫证（1条）

1. 发于足上下，名曰四淫。其状大痈，急治之，百日死。

脱痈证（1条）

1. 发于足指，名曰脱痈。其状赤黑，死不治；不赤黑不死，不衰急斩之，否则死矣。

鼠瘘证（2条）

1. 寒热瘰疬，在于颈腋者，此皆鼠瘘寒热之毒气也。留于脉而不去者也，反其目视之，其中有赤脉上下贯瞳子，见一脉一岁死，见一脉半一岁半死，见二脉二岁死，见二脉半二岁半死，见三脉三岁死。见赤脉不下贯瞳子，可治也。

2. 鼠瘘之本，皆在于脏，其末上出于颈腋之间，其浮于脉中而未内着于肌肉，而外为脓血者，易治也。从其本，引其末，可使衰去而绝其寒热。

疔毒证（1条）

1. 高梁之变，足生大疔，受如持虚。

痤疿证（2条）

1. 汗出见湿，乃生痤疿。

2. 劳汗当风，寒薄为皶，郁乃痤。

胃脘痈证（1条）

1. 人病胃脘痈者，胃脉当沉细，沉细者气逆，逆者人迎甚盛，甚盛则热。人迎者胃脉也，逆而盛则热聚于胃口而不行，故胃脘为痈也。

逆证（1条）

1. 诸痈疽之发于节而相应者，不可治也。发于阳者，百日死，发于阴者，三十日死。